Die Kunst der Langlebigkeit (Strategien für ein erfülltes und gesundes Leben)

Wissenschaft, Strategien und Überlegungen zum langen und guten Leben

JARROD S. THILL

Alle Rechte vorbehalten. Kein Teil dieser Veröffentlichung darf ohne die vorherige schriftliche Genehmigung des Herausgebers in irgendeiner Form oder mit irgendwelchen Mitteln, einschließlich Fotokopie, Aufzeichnung oder anderen elektronischen oder mechanischen Methoden, reproduziert, verbreitet oder übertragen werden, außer im Falle kurzer Zitate in kritischen Rezensionen und bestimmten anderen nichtkommerziellen Nutzungen, die durch das Urheberrecht zulässig sind.

Copyright © Jarrod S. Thill, 2024

Inhalt

Kapitel 1: Warum Langlebigkeit wichtig ist

Langlebigkeit, also die Zeitspanne, die man lebt, ist ein Thema von zunehmendem Interesse und zunehmender Bedeutung in der modernen Gesellschaft. Aufgrund der Fortschritte in der Medizintechnik und der demografischen Veränderungen weltweit leben die Menschen länger als je zuvor. Schätzungen zufolge wird die Weltbevölkerung im Alter von 65 Jahren und älter bis zum Jahr 2050 1,5 Milliarden erreichen, was fast 16 % der Gesamtbevölkerung entspricht.

Die Erhöhung der Lebenserwartung hat viele positive Auswirkungen auf den Einzelnen, die Gesellschaft und die Weltwirtschaft. Eine längere Lebenserwartung bedeutet, dass Menschen mehr Jahre mit ihren Familien und Angehörigen verbringen, ihren Interessen und Leidenschaften nachgehen und einen größeren Einfluss auf die Welt um sie herum ausüben können. Darüber hinaus können ältere Erwachsene wertvolle Fähigkeiten und Erfahrungen am Arbeitsplatz einbringen und zur Gesamtproduktivität der Gesellschaft beitragen.

Darüber hinaus bietet ein langes Leben noch weitere Vorteile. Studien haben gezeigt, dass eine längere Lebenserwartung mit einer besseren körperlichen und geistigen Gesundheit, einer geringeren Rate chronischer Krankheiten und einer größeren finanziellen Stabilität verbunden ist. Darüber hinaus vermittelt eine längere Lebenserwartung dem Einzelnen ein größeres Gefühl für Sinn und Zweck im Leben, da er mehr Zeit hat, seine Ziele und Leidenschaften zu verfolgen.

Obwohl die Langlebigkeit viele positive Auswirkungen hat, bringt das Altern auch Herausforderungen mit sich. Mit zunehmendem Alter kann es zu körperlichem und kognitivem Verfall, chronischen Krankheiten und sozialer Isolation kommen, was sich auf die Lebensqualität auswirken kann. Darüber hinaus können ältere Erwachsene Diskriminierung und Altersdiskriminierung ausgesetzt sein, was ihre Chancen und ihr Potenzial einschränkt.

Daher ist es wichtig, die Faktoren zu erforschen, die zur Langlebigkeit beitragen, und Strategien zur Verlängerung und Verbesserung der Lebensqualität im Alter zu entwickeln. Dies erfordert einen multidisziplinären Ansatz, der Erkenntnisse aus den Bereichen Medizin, öffentliche Gesundheit, Psychologie, Soziologie und Ökonomie einbezieht.

In den folgenden Kapiteln dieses Buches werden wir uns mit den verschiedenen Aspekten der Kunst des Langlebigkeits befassen. Wir werden die Rolle von Denkweise, Lebensstil, Ernährung, Bewegung, Schlaf, Stressbewältigung, kognitiver Fitness, Krankheitsprävention und Spiritualität bei der Förderung eines gesunden Alterns untersuchen. Darüber hinaus werden wir die sozialen und wirtschaftlichen Auswirkungen einer zunehmenden Lebenserwartung untersuchen und die Strategien untersuchen, die Einzelpersonen und die Gesellschaft anwenden können, um sicherzustellen, dass jeder die Möglichkeit hat, ein langes und erfülltes Leben zu führen.

LOngevity ist wichtig, weil es das Potenzial hat, das Leben des Einzelnen, die Gesellschaft und die Weltwirtschaft zu verändern. Indem wir die Faktoren verstehen, die zur Langlebigkeit beitragen, und Strategien zur Förderung eines gesunden Alterns entwickeln, können wir das volle Potenzial einer längeren Lebenserwartung ausschöpfen und eine bessere Welt für alle schaffen.

Die Wissenschaft des Alterns

Die Wissenschaft des Alterns ist ein komplexes und multidisziplinäres Gebiet, das ein breites Spektrum an Disziplinen umfasst, darunter Biologie, Genetik, Psychologie und Soziologie. Ziel ist es, die biologischen, psychologischen und sozialen Veränderungen zu verstehen, die mit zunehmendem Alter auftreten, und wie sich diese Veränderungen auf Gesundheit und Wohlbefinden auswirken.

Einer der grundlegenden biologischen Prozesse, die dem Altern zugrunde liegen, ist der fortschreitende Rückgang der Fähigkeit von Zellen, ihre strukturelle und funktionelle Integrität aufrechtzuerhalten. Es wird angenommen, dass dieser Prozess, der als zelluläre Seneszenz bekannt ist, durch eine Reihe von Faktoren beeinflusst wird, darunter genetische Mutationen, Umwelteinflüsse und Lebensstilfaktoren wie Ernährung und Bewegung. Im Laufe der Zeit kann die Anhäufung von Zellschäden zu einer Reihe altersbedingter Krankheiten führen, darunter Krebs, Herz-Kreislauf-Erkrankungen und neurodegenerative Erkrankungen wie die Alzheimer-Krankheit.

Ein weiterer wichtiger Aspekt der Wissenschaft des Alterns ist die Untersuchung der genetischen Faktoren, die zur Langlebigkeit beitragen. Forscher haben mehrere genetische Varianten identifiziert, die offenbar mit einer längeren Lebensdauer und einem verringerten Risiko für altersbedingte Krankheiten verbunden sind. Beispielsweise wurden Varianten im FOXO3A-Gen mit einer erhöhten Lebenserwartung in Verbindung gebracht, während Varianten im APOE-Gen mit einem erhöhten Risiko für die Alzheimer-Krankheit in Verbindung gebracht wurden.

Auch psychologische und soziale Faktoren spielen im Alterungsprozess eine entscheidende Rolle. Untersuchungen haben beispielsweise gezeigt, dass soziale Isolation und Einsamkeit das Risiko für Depressionen, kognitiven Verfall und Mortalität bei älteren Erwachsenen erhöhen können. Umgekehrt kann die Aufrechterhaltung starker sozialer Kontakte und die Teilnahme an sinnvollen Aktivitäten das geistige und körperliche Wohlbefinden im späteren Leben fördern.

Insgesamt ist die Wissenschaft des Alterns ein sich schnell entwickelndes Feld, das neue Erkenntnisse über die komplexen Prozesse liefert, die dem Alterungsprozess zugrunde liegen. Durch das

Verständnis der biologischen, psychologischen und sozialen Faktoren, die das Altern beeinflussen, hoffen Forscher, neue Strategien zur Förderung eines gesunden Alterns und zur Verringerung der Belastung durch altersbedingte Krankheiten zu entwickeln.

Die Vorteile eines längeren Lebens

Die Vorteile eines längeren Lebens sind zahlreich und weitreichend und haben positive Auswirkungen auf den Einzelnen, die Gesellschaft und die Weltwirtschaft. Da die Lebenserwartung weltweit weiter steigt, ist es wichtig, die vielen Vorteile zu verstehen, die eine längere Lebensdauer mit sich bringt.

Mehr Zeit mit geliebten Menschen: Einer der offensichtlichsten Vorteile eines längeren Lebens ist die Möglichkeit, mehr Zeit mit geliebten Menschen zu verbringen. Ältere Erwachsene haben die Möglichkeit, ihre Kinder und Enkelkinder aufwachsen zu sehen und dauerhafte Beziehungen zu Familie und Freunden aufzubauen.

Größere Möglichkeiten für persönliches Wachstum: Mit mehr Jahren ergeben sich mehr Möglichkeiten für persönliches Wachstum und Selbstfindung. Ältere Erwachsene können ihren Interessen nachgehen, neue Fähigkeiten erlernen und sich an sinnvollen Aktivitäten beteiligen, die ihrem Leben Erfüllung und Sinn verleihen.

Verbessertes emotionales Wohlbefinden: Untersuchungen haben gezeigt, dass ältere Erwachsene tendenziell eine größere emotionale Stabilität und ein größeres Wohlbefinden erfahren als jüngere Erwachsene. Dies kann zum Teil auf einen größeren Sinn für Weisheit und Perspektive zurückzuführen sein, der mit zunehmendem Alter einhergeht.

Erhöhte finanzielle Sicherheit: Eine längere Lebenserwartung bedeutet auch mehr Jahre, um Vermögen anzusammeln und für den Ruhestand zu sparen, was zu größerer finanzieller Sicherheit im späteren Leben führt. Dadurch kann das Risiko von Armut und finanzieller Not im Alter verringert werden.

Beiträge zur Gesellschaft: Ältere Erwachsene verfügen über eine Fülle von Kenntnissen, Fähigkeiten und Erfahrungen, die der Gesellschaft als Ganzes zugute kommen können. Sie können als Mentoren, Freiwillige und Gemeindevorsteher fungieren und zur Gesamtproduktivität und zum Wohlergehen ihrer Gemeinden beitragen.

Reduzierte Häufigkeit chronischer Krankheiten: Fortschritte in der Medizintechnik und im öffentlichen Gesundheitswesen haben zu einer erheblichen Verringerung der Inzidenz und Prävalenz chronischer Krankheiten wie Herzerkrankungen, Krebs und Diabetes geführt. Das bedeutet, dass ältere Erwachsene heute eine größere Chance haben, sich im späteren Leben einer guten Gesundheit und Unabhängigkeit zu erfreuen.

Möglichkeiten für weiteres Lernen: Durch den besseren Zugang zu Informationen und Bildung haben ältere Erwachsene heute mehr Möglichkeiten als je zuvor, weiter zu lernen und intellektuell engagiert zu bleiben. Dies kann dazu beitragen, die kognitiven Funktionen aufrechtzuerhalten und das Risiko eines kognitiven Verfalls und einer Demenz zu verringern.

Erhöhte soziale Verbindung: Die Aufrechterhaltung starker sozialer Verbindungen ist für das emotionale und körperliche Wohlbefinden von entscheidender Bedeutung, und ältere Erwachsene haben heute mehr Möglichkeiten als je zuvor, mit anderen in Verbindung zu bleiben. Dazu gehören Online-Communities, soziale Netzwerke und andere Technologien, die älteren Erwachsenen dabei helfen können, engagiert und mit anderen in Kontakt zu bleiben.

Größeres Gefühl für Sinn und Zweck: Mit zunehmendem Alter bietet sich die Gelegenheit, über das eigene Leben nachzudenken und einen größeren Sinn und Zweck zu finden. Viele ältere Erwachsene stellen fest, dass sie einen bedeutenden Einfluss auf die Welt um sie herum ausüben können, sei es durch ehrenamtliche Arbeit, Mentoring oder andere Aktivitäten.

Insgesamt sind die Vorteile eines längeren Lebens zahlreich und weitreichend. Indem wir die vielen positiven Aspekte des Alterns verstehen, können wir Strategien zur Förderung eines gesunden Alterns und zur Verringerung der Belastung durch altersbedingte Krankheiten entwickeln und eine bessere Welt für alle schaffen.

Herausforderungen des Alterns und wie man damit umgeht

Das Alter bringt eine Vielzahl von Herausforderungen mit sich, die sich auf das körperliche, emotionale und soziale Wohlbefinden auswirken können. Mit Bewusstsein, Planung und Unterstützung können viele dieser Herausforderungen jedoch gemeistert werden. Hier sind einige häufige Herausforderungen des Alterns und Strategien zu deren Bewältigung:

Körperlicher Verfall: Mit zunehmendem Alter kommt es zu einem allmählichen Rückgang der körperlichen Leistungsfähigkeit, einschließlich verminderter Muskelmasse und Knochendichte, verminderter Flexibilität und langsameren Reaktionszeiten. Um diese Herausforderungen zu meistern, ist es wichtig, sich gesund zu ernähren, regelmäßig Sport zu treiben und sich über Vorsorgeuntersuchungen und medizinische Versorgung auf dem Laufenden zu halten.

Kognitiver Verfall: Das Alter kann auch zu Veränderungen der kognitiven Funktionen führen, einschließlich einer langsameren Verarbeitungsgeschwindigkeit, einem verminderten Gedächtnis und einer verminderten Aufmerksamkeit. Um diese Herausforderungen zu meistern, ist es wichtig, sich geistig anregenden Aktivitäten wie Rätseln, Spielen und Lesen zu widmen. Regelmäßige körperliche Bewegung kann auch zur Verbesserung der kognitiven Funktion beitragen.

Soziale Isolation: Alter kann manchmal zu sozialer Isolation führen, die sich negativ auf das emotionale Wohlbefinden auswirken kann. Um diese Herausforderung zu meistern, ist es wichtig, soziale Kontakte aufrechtzuerhalten, indem man mit Familie und Freunden in Kontakt bleibt, an Gemeinschaftsaktivitäten teilnimmt und sich ehrenamtlich engagiert.

Finanzielle Unsicherheit: Viele ältere Erwachsene stehen vor finanziellen Herausforderungen, darunter unzureichende Altersvorsorge und steigende Gesundheitskosten. Um diese Herausforderungen zu meistern, ist es wichtig, den Ruhestand frühzeitig zu planen und Ressourcen wie Rentenkonten und Finanzplanungsdienste zu nutzen.

Pflege: Viele ältere Erwachsene benötigen pflegerische Unterstützung, sei es für sich selbst oder für ihren Ehepartner oder Partner. Um diese Herausforderung zu meistern, ist es wichtig, offen mit Familienmitgliedern und Gesundheitsdienstleistern zu kommunizieren, nach

Ressourcen für die Pflege und Selbsthilfegruppen zu suchen und den Bedarf an Langzeitpflege zu planen.

Chronische Gesundheitszustände: Chronische Gesundheitszustände wie Diabetes, Herzerkrankungen und Arthritis kommen bei älteren Erwachsenen häufig vor und können die Lebensqualität beeinträchtigen. Um diese Herausforderungen zu meistern, ist es wichtig, diese Erkrankungen mit angemessener medizinischer Versorgung, Änderungen des Lebensstils und Unterstützung durch Familienangehörige und Gesundheitsdienstleister zu bewältigen.

Verlust der Unabhängigkeit: Alter kann manchmal zu einem Verlust der Unabhängigkeit führen, sei es aufgrund eines körperlichen oder kognitiven Verfalls. Um diese Herausforderung zu meistern, ist es wichtig, sich weiterhin an Aktivitäten zu beteiligen, die einen Sinn und Zweck vermitteln, die Unterstützung von Gesundheitsdienstleistern und kommunalen Ressourcen einzuholen und den Bedarf an Langzeitpflege zu planen.

Insgesamt können die Herausforderungen des Alterns mit Bewusstsein, Planung und Unterstützung bewältigt werden. Durch proaktive Maßnahmen zur Bewältigung dieser Herausforderungen können ältere Erwachsene ihr körperliches, emotionales und soziales Wohlbefinden aufrechterhalten und weiterhin ein erfülltes und sinnvolles Leben führen.

Kapitel 2:Denkweise und Lebensstil

Einstellung und Lebensstil sind zwei wichtige Faktoren, die sich im Alter stark auf Gesundheit und Wohlbefinden auswirken können. Die Entwicklung einer positiven Einstellung und die Einführung eines gesunden Lebensstils können älteren Menschen dabei helfen, körperlich und geistig fit zu bleiben, Unabhängigkeit und Zielstrebigkeit zu bewahren und eine hohe Lebensqualität zu genießen. Hier sind einige Schlüsselfaktoren, die Sie berücksichtigen sollten:

Denkweise: Eine positive Einstellung kann sich stark auf die allgemeine Gesundheit und das Wohlbefinden auswirken. Untersuchungen haben gezeigt, dass eine positive Einstellung dazu beitragen kann, Stress abzubauen, die kognitiven Funktionen zu verbessern und sogar die Lebenserwartung zu verlängern. Um eine positive Denkweise zu kultivieren, kann es hilfreich sein, sich in Dankbarkeit zu üben, Achtsamkeitsübungen zu machen und einen Sinn für Sinn und Zweck zu bewahren.

Physische Aktivität: Regelmäßige körperliche Aktivität ist entscheidend für die Erhaltung der körperlichen Gesundheit und die Vorbeugung chronischer Erkrankungen wie Herzerkrankungen, Diabetes und Arthritis. Ältere Erwachsene sollten mindestens 150 Minuten mäßig intensives Training pro Woche anstreben, einschließlich Aerobic- und Krafttrainingsaktivitäten. Sport kann auch die Stimmung und die kognitiven Funktionen verbessern.

Gesunde Ernährung: Eine gesunde Ernährung ist wichtig für die Erhaltung der allgemeinen Gesundheit und die Vorbeugung chronischer Krankheiten. Ältere Erwachsene sollten eine ausgewogene Ernährung anstreben, die eine Vielzahl von Früchten, Gemüse, Vollkornprodukten, magerem Eiweiß und gesunden Fetten umfasst. Eine ausreichende Flüssigkeitszufuhr ist auch wichtig für die Erhaltung der allgemeinen Gesundheit.

Soziale Verbindung: Soziale Kontakte sind wichtig für das emotionale Wohlbefinden und können dazu beitragen, Gefühle der Einsamkeit und Isolation zu verhindern. Ältere Erwachsene sollten sich bemühen, Beziehungen zu Familie und Freunden aufrechtzuerhalten, an

Gemeinschaftsaktivitäten teilzunehmen und nach Möglichkeiten für soziale Kontakte zu suchen.

Mentale Stimulation: Geistige Stimulation ist wichtig für die Aufrechterhaltung der kognitiven Funktion und die Verhinderung eines kognitiven Verfalls. Ältere Erwachsene sollten sich geistig anregenden Aktivitäten wie Lesen, dem Erlernen neuer Fähigkeiten und Spielen oder Rätseln widmen.

Schlafen: Ausreichend Schlaf ist wichtig für die Erhaltung der allgemeinen Gesundheit und des Wohlbefindens. Ältere Erwachsene sollten 7–9 Stunden Schlaf pro Nacht anstreben und einen regelmäßigen Schlafplan festlegen.

Stressreduzierung: Chronischer Stress kann negative Auswirkungen auf Gesundheit und Wohlbefinden haben. Ältere Erwachsene sollten Strategien zur Stressbewältigung entwickeln, wie z. B. Meditation, tiefes Atmen oder entspannende Aktivitäten wie Yoga oder Tai Chi.

Insgesamt können die Pflege einer positiven Einstellung und ein gesunder Lebensstil große Auswirkungen auf die Gesundheit und das Wohlbefinden im Alter haben. Durch positive

Veränderungen unserer täglichen Gewohnheiten und Routinen können ältere Erwachsene ihre körperliche und geistige Gesundheit bewahren, ihre Unabhängigkeit und Zielstrebigkeit bewahren und eine hohe Lebensqualität genießen.

Die Bedeutung einer positiven Einstellung

Eine positive Einstellung kann sich in jedem Alter stark auf Gesundheit und Wohlbefinden auswirken, ist jedoch mit zunehmendem Alter besonders wichtig. Eine positive Einstellung kann älteren Erwachsenen helfen, Sinn und Zweck zu bewahren, die kognitiven Funktionen zu verbessern, Stress abzubauen und sogar die Lebenserwartung zu verlängern. Hier sind einige der wichtigsten Vorteile der Kultivierung einer positiven Einstellung:

Verbessertes emotionales Wohlbefinden: Eine positive Einstellung kann dazu beitragen, Angst- und Depressionsgefühle zu reduzieren, die Stimmung zu verbessern und das allgemeine emotionale Wohlbefinden zu steigern. Durch die Konzentration auf positive Aspekte des Lebens und das Finden von Sinn und Zweck in den täglichen Aktivitäten können ältere Erwachsene eine positive Einstellung bewahren und eine höhere Lebensqualität genießen.

Bessere kognitive Funktion: Eine positive Einstellung kann auch die kognitiven Funktionen verbessern und dazu beitragen, einen kognitiven Verfall zu verhindern. Untersuchungen haben gezeigt, dass positives Denken und die Aufrechterhaltung eines Sinns und Sinns das Gedächtnis, die Aufmerksamkeit und die Führungsfunktion verbessern können.

Erhöhte Belastbarkeit: Eine positive Einstellung kann auch die Widerstandskraft gegenüber den Herausforderungen des Lebens erhöhen. Indem ältere Erwachsene eine positive Einstellung bewahren und sich auf Lösungen statt auf Probleme konzentrieren, können sie schwierige Situationen besser bewältigen und Hindernisse überwinden.

Verbesserte körperliche Gesundheit: Eine positive Einstellung kann sich auch auf die körperliche Gesundheit auswirken, einschließlich der Verringerung des Risikos chronischer Krankheiten wie Herzerkrankungen, Diabetes und

Bluthochdruck. Eine positive Einstellung kann auch die Immunfunktion verbessern und Entzündungen im Körper reduzieren.

Längere Lebenserwartung: Schließlich wurde eine positive Einstellung mit einer längeren Lebenserwartung in Verbindung gebracht. Studien haben gezeigt, dass Menschen mit einer positiven Lebenseinstellung tendenziell länger leben und in ihren späteren Jahren eine bessere Lebensqualität erleben.

Insgesamt ist die Entwicklung einer positiven Einstellung entscheidend für die Erhaltung der Gesundheit und des Wohlbefindens im Alter. Indem sie sich auf positive Aspekte des Lebens konzentrieren, Sinn und Zweck in den täglichen Aktivitäten finden und ein Gefühl der Belastbarkeit und des Optimismus bewahren, können ältere Erwachsene eine höhere Lebensqualität genießen und ihre Lebenserwartung erhöhen.

Strategien, um aktiv und engagiert zu bleiben

Aktiv und engagiert zu bleiben ist entscheidend für die Erhaltung der körperlichen Gesundheit, des geistigen Wohlbefindens und des Sinns und der Erfüllung im Alter. Hier sind einige Schlüsselstrategien, um im späteren Leben aktiv und engagiert zu bleiben:

Regelmäßiges Training: Regelmäßige Bewegung ist für die Erhaltung der körperlichen Gesundheit und die Vorbeugung chronischer Erkrankungen wie Herzerkrankungen, Diabetes und Arthritis unerlässlich. Ältere Erwachsene sollten mindestens 150 Minuten mäßig intensives Training pro Woche anstreben, einschließlich Aerobic- und Krafttrainingsaktivitäten.

Verfolgen Sie Hobbys und Interessen: Hobbys und Interessen nachzugehen kann älteren Erwachsenen helfen, engagiert und erfüllt zu bleiben. Ob Lesen, Malen, Musizieren oder Gartenarbeit: Das Finden von Aktivitäten, die Freude und Erfüllung bringen, kann dazu beitragen, den Sinn und die Bedeutung zu bewahren.

Freiwilligenarbeit: Freiwilligenarbeit kann die Möglichkeit bieten, der Gemeinschaft etwas zurückzugeben, mit anderen in Kontakt zu treten und ein Gefühl der Erfüllung zu erlangen. Es gibt viele Möglichkeiten für ehrenamtliche Tätigkeiten für ältere Erwachsene, von Mentoring-Programmen bis hin zu gemeinnützigen Projekten.

Soziale Aktivitäten: Soziale Kontakte sind wichtig für das emotionale Wohlbefinden und können dazu beitragen, Gefühle der Einsamkeit und Isolation zu verhindern. Ältere Erwachsene sollten sich bemühen, Beziehungen zu Familie und Freunden aufrechtzuerhalten, an Gemeinschaftsaktivitäten teilzunehmen und nach Möglichkeiten für soziale Kontakte zu suchen.

Lebenslanges Lernen: Lebenslanges Lernen kann dazu beitragen, den Geist scharf und engagiert zu halten. Ganz gleich, ob Sie an Kursen an einer örtlichen Volkshochschule teilnehmen, Vorlesungen besuchen oder Bücher zu neuen Themen lesen: Lernen kann Möglichkeiten für Wachstum und Anregung bieten.

Reisen: Reisen kann Gelegenheiten bieten, neue Orte zu erkunden, neue Leute kennenzulernen und neue Erfahrungen zu sammeln. Ganz gleich, ob es sich um einen Wochenendausflug oder eine längere Reise handelt, Reisen kann dazu beitragen, das Leben interessant und spannend zu gestalten.

Technologie: Technologie kann Möglichkeiten bieten, mit Familie und Freunden in Kontakt zu bleiben, Hobbys und Interessen nachzugehen und auf Informationen und Ressourcen zuzugreifen. Ältere Erwachsene sollten darüber nachdenken, sich neue technologische Fähigkeiten anzueignen und über neue verfügbare Tools und Ressourcen auf dem Laufenden zu bleiben.

Insgesamt ist es für die Erhaltung der körperlichen Gesundheit, des geistigen Wohlbefindens und des Sinns und der Erfüllung im Alter von entscheidender Bedeutung, aktiv und engagiert zu bleiben. Indem sie Hobbys und Interessen nachgehen, sich ehrenamtlich engagieren, sozial vernetzt bleiben, lebenslanges Lernen betreiben und Technologie nutzen, um vernetzt und informiert zu bleiben, können ältere Erwachsene einen erfüllten und engagierten Lebensstil führen.

Die Rolle sozialer Verbindungen und Gemeinschaft

Soziale Kontakte und Gemeinschaft spielen eine entscheidende Rolle für die Gesundheit und das

Wohlbefinden älterer Erwachsener. Soziale Isolation und Einsamkeit können sich negativ auf die körperliche, geistige und allgemeine Lebensqualität auswirken. Hier sind einige wichtige Möglichkeiten, wie soziale Kontakte und Gemeinschaft älteren Erwachsenen zugute kommen können:

Emotionale Unterstützung: Soziale Kontakte bieten emotionale Unterstützung und können älteren Erwachsenen helfen, mit den Herausforderungen und Belastungen des Alterns umzugehen. Ein Netzwerk von Freunden und Familienmitgliedern, die emotionale Unterstützung leisten können, kann das Gefühl der Einsamkeit und Isolation verringern und das allgemeine emotionale Wohlbefinden fördern.

Körperliche Gesundheit: Soziale Kontakte können auch der körperlichen Gesundheit zugute kommen, indem sie gesunde Verhaltensweisen wie regelmäßige Bewegung, gesunde Ernährung und ausreichend Schlaf fördern. Soziale Kontakte können auch das Risiko chronischer Erkrankungen wie Herzerkrankungen und Depressionen verringern.

Psychische Gesundheit: Soziale Kontakte können die psychische Gesundheit verbessern, indem sie das Gefühl von Einsamkeit, Depression und Angst reduzieren. Soziale Aktivitäten wie ehrenamtliches Engagement, die Teilnahme an Gemeinschaftsveranstaltungen und der Beitritt zu Clubs und Organisationen können ein Gefühl von Sinn und Zugehörigkeit vermitteln.

Kognitive Funktion: Soziale Verbindungen können auch die kognitiven Funktionen verbessern, indem sie Möglichkeiten für geistige Stimulation und Engagement bieten. Aktivitäten wie Spiele spielen, Vorlesungen besuchen und an Gruppendiskussionen teilnehmen können dazu beitragen, den Geist scharf und aktiv zu halten.

Zielstrebigkeit: Soziale Verbindungen und Gemeinschaft können Sinn und Zweck im Leben vermitteln. Freiwilligenarbeit, die Teilnahme an Gemeinschaftsveranstaltungen und die Teilnahme an sozialen Aktivitäten können Möglichkeiten bieten, einen Beitrag zur Gesellschaft zu leisten und einen Unterschied in der Welt zu bewirken.

Support-Netzwerke: Soziale Kontakte können in Zeiten der Not ein unterstützendes Netzwerk bieten, beispielsweise bei Krankheit oder Pflege.

Ein Netzwerk aus Freunden und Familienmitgliedern, die praktische und emotionale Unterstützung leisten können, kann von unschätzbarem Wert sein.

Insgesamt spielen soziale Verbindungen und die Gemeinschaft eine entscheidende Rolle für die Gesundheit und das Wohlbefinden älterer Erwachsener. Durch die Pflege sozialer Kontakte, die Teilnahme an Gemeinschaftsveranstaltungen und die Teilnahme an sozialen Aktivitäten können ältere Erwachsene die körperliche Gesundheit, die geistige Gesundheit und die allgemeine Lebensqualität fördern.

Kapitel 3: Ernährung und Bewegung

Ernährung und Bewegung sind zwei Schlüsselkomponenten eines gesunden Lebensstils, insbesondere im Alter. Richtige Ernährung und regelmäßige Bewegung können dazu beitragen, chronischen Erkrankungen wie Herzerkrankungen, Diabetes und Fettleibigkeit vorzubeugen und die allgemeine körperliche und geistige Gesundheit zu fördern. Hier sind einige wichtige Punkte, die Sie bei Ernährung und Bewegung beachten sollten:

Ernährung:

1. Ausgewogene Ernährung: Eine ausgewogene Ernährung ist für die Erhaltung einer guten Gesundheit unerlässlich. Ältere Erwachsene sollten auf eine Vielzahl nährstoffreicher Lebensmittel wie Obst, Gemüse, Vollkornprodukte, magere Proteinquellen und gesunde Fette achten. Eine ausgewogene Ernährung kann dazu beitragen, das Energieniveau aufrechtzuerhalten, eine gute Verdauung zu fördern und chronischen Erkrankungen vorzubeugen.

2. Flüssigkeitszufuhr: Eine ausreichende Flüssigkeitszufuhr ist wichtig für die allgemeine Gesundheit, insbesondere wenn wir älter werden. Ältere Erwachsene sollten darauf abzielen, mindestens 8 Tassen Wasser pro Tag zu trinken und zuckerhaltige oder kalorienreiche Getränke zu vermeiden.

3. Portionskontrolle: Ältere Erwachsene sollten auf die Portionsgrößen achten und übermäßiges Essen vermeiden. Mit zunehmendem Alter verlangsamt sich unser Stoffwechsel und wir benötigen weniger Kalorien. Das Essen kleinerer, häufigerer Mahlzeiten über den Tag verteilt kann dazu beitragen, das Energieniveau aufrechtzuerhalten und übermäßiges Essen zu verhindern.

4. Nahrungsergänzungsmittel: Ältere Erwachsene müssen möglicherweise Nahrungsergänzungsmittel einnehmen, um sicherzustellen, dass sie alle notwendigen Vitamine und Mineralien erhalten. Nahrungsergänzungsmittel wie Kalzium, Vitamin D und Vitamin B12 können besonders für ältere Erwachsene wichtig sein.

Übung:

1. Aerobic-Übungen: Aerobic-Übungen wie Gehen, Schwimmen oder Radfahren sind wichtig für die Erhaltung der Herz-Kreislauf-Gesundheit und die Förderung der allgemeinen Fitness. Ältere Erwachsene sollten mindestens 150 Minuten Aerobic-Training mittlerer Intensität pro Woche anstreben.

2. Krafttraining: Krafttraining ist wichtig für den Erhalt von Muskelmasse und Knochendichte, die beide mit zunehmendem Alter abnehmen. Ältere Erwachsene sollten mindestens zweimal pro Woche Krafttrainingsübungen anstreben.

3. Flexibilität und Gleichgewicht: Ältere Erwachsene sollten auch Übungen zur Verbesserung der Flexibilität und des Gleichgewichts einbauen, wie zum Beispiel Yoga oder Tai Chi. Diese Übungen können dazu beitragen, das Sturzrisiko zu verringern und die Mobilität zu erhalten.

4. Schrittweiser Fortschritt: Ältere Erwachsene sollten die Intensität und Dauer ihres Trainingsprogramms schrittweise erhöhen, um Verletzungen vorzubeugen und sicherzustellen, dass sie den größtmöglichen Nutzen aus ihrem Training ziehen.

Insgesamt sind richtige Ernährung und regelmäßige Bewegung wesentliche Bestandteile eines gesunden Lebensstils für ältere Erwachsene. Durch eine ausgewogene Ernährung, eine ausreichende Flüssigkeitszufuhr, die Einnahme notwendiger Nahrungsergänzungsmittel sowie regelmäßige Aerobic-, Kraft-, Beweglichkeits- und Gleichgewichtsübungen können ältere Erwachsene ihre Gesundheit erhalten und das allgemeine Wohlbefinden fördern.

Die Wissenschaft der Ernährung und des Alterns

Die Wissenschaft der Ernährung und des Alterns hat in den letzten Jahren stark an Aufmerksamkeit gewonnen, da Forscher versuchen, die Rolle der Ernährung bei der Förderung eines gesunden Alterns zu verstehen. Das Alter ist mit einer Reihe von Veränderungen verbunden, die sich auf den Ernährungsbedarf und die Nährstoffaufnahme auswirken können, wie z. B. Veränderungen in der Körperzusammensetzung, verminderte körperliche Aktivität und Veränderungen der Magen-Darm-Funktion. Hier sind einige wichtige Punkte, die es zu beachten gilt, wenn es um die Wissenschaft der Ernährung und des Alterns geht:

Nährstoffbedarf: Aufgrund von Veränderungen in der Körperzusammensetzung und im Stoffwechsel haben ältere Erwachsene möglicherweise einen anderen Nährstoffbedarf als jüngere Erwachsene. Beispielsweise benötigen ältere Erwachsene möglicherweise mehr Protein, um die Muskelmasse zu erhalten, und benötigen möglicherweise auch zusätzliches Kalzium, Vitamin D und Vitamin B12, um die Knochengesundheit zu erhalten.

Verdauungsfunktion: Die Verdauungsfunktion kann sich mit zunehmendem Alter verändern, was sich auf die Nährstoffaufnahme auswirken kann. Beispielsweise produzieren ältere Erwachsene möglicherweise weniger Magensäure, was die Aufnahme bestimmter Nährstoffe wie Vitamin B12 erschweren kann. Darüber hinaus ist Verstopfung ein häufiges Problem bei älteren Erwachsenen, das sich auf die Nährstoffaufnahme und die allgemeine Gesundheit auswirken kann.

Chronische Erkrankungen: Chronische Erkrankungen wie Diabetes, Herzerkrankungen und Nierenerkrankungen können den Nährstoffbedarf und die Nährstoffaufnahme beeinträchtigen. Beispielsweise müssen Personen mit Diabetes möglicherweise ihre Kohlenhydrataufnahme und ihren Blutzuckerspiegel überwachen, während Personen mit Nierenerkrankungen möglicherweise ihre Proteinaufnahme begrenzen müssen.

Medikamente: Ältere Erwachsene nehmen möglicherweise verschiedene Medikamente ein, die sich auf die Nährstoffaufnahme und den Nährstoffstoffwechsel auswirken können. Beispielsweise können einige Medikamente den

Vitamin-D-Stoffwechsel beeinträchtigen, was sich negativ auf die Knochengesundheit auswirken kann.

Ernährungsgewohnheiten:
Ernährungsgewohnheiten können eine wichtige Rolle für die allgemeine Gesundheit und das Wohlbefinden spielen, insbesondere wenn wir älter werden. Untersuchungen haben gezeigt, dass eine Ernährung mit viel Obst, Gemüse, Vollkornprodukten und mageren Proteinquellen ein gesundes Altern fördern und das Risiko chronischer Erkrankungen verringern kann.

Insgesamt ist die Wissenschaft der Ernährung und des Alterns komplex und vielschichtig, wobei viele Faktoren Einfluss auf den Ernährungsbedarf und die Nährstoffaufnahme haben. Durch das Verständnis dieser Faktoren und die Einhaltung einer ausgewogenen Ernährung, die den individuellen Ernährungsbedürfnissen gerecht wird, können ältere Erwachsene ein gesundes Altern fördern und das Risiko chronischer Erkrankungen verringern.

Strategien für gesunde Ernährung und Flüssigkeitszufuhr

Gesunde Ernährung und Flüssigkeitszufuhr sind wesentliche Bestandteile eines gesunden Lebensstils, insbesondere für ältere Erwachsene. Hier sind einige Strategien, die zur Förderung einer gesunden Ernährung und Flüssigkeitszufuhr beitragen können:

1. Vorausplanen: Vorausplanen kann dazu beitragen, sicherzustellen, dass gesunde Lebensmittel leicht verfügbar sind, und ungesundes Naschen oder Essen auswärts zu verhindern. Nehmen Sie sich Zeit, Mahlzeiten und Snacks für die Woche zu planen und erstellen Sie eine Einkaufsliste, um sicherzustellen, dass die notwendigen Zutaten zur Hand sind.

2. Ernähren Sie sich ausgewogen: Eine ausgewogene Ernährung ist für die Erhaltung Ihrer Gesundheit unerlässlich. Achten Sie auf eine Vielzahl nährstoffreicher Lebensmittel wie Obst, Gemüse, Vollkornprodukte, magere Proteinquellen und gesunde Fette. Wählen Sie Lebensmittel,

die wenig gesättigte Fettsäuren, Transfette, Natrium und zugesetzten Zucker enthalten.

3. Achten Sie auf die Portionsgrößen: Ältere Erwachsene benötigen mit zunehmendem Alter möglicherweise weniger Kalorien und die Portionsgrößen sollten entsprechend angepasst werden. Verwenden Sie kleinere Teller, Schüsseln und Tassen und achten Sie auf die Portionsgrößen. Essen Sie langsam und genießen Sie jeden Bissen, um zu verhindern, dass Sie zu viel essen.

4. Bleiben Sie hydriert: Eine ausreichende Flüssigkeitszufuhr ist wichtig für die allgemeine Gesundheit, insbesondere wenn wir älter werden. Ältere Erwachsene sollten darauf abzielen, mindestens 8 Tassen Wasser pro Tag zu trinken und zuckerhaltige oder kalorienreiche Getränke zu vermeiden. Halten Sie eine Wasserflasche bereit und trinken Sie den ganzen Tag über Wasser.

5. Wählen Sie nährstoffreiche Lebensmittel: Nährstoffreiche Lebensmittel sind solche, die viele Nährstoffe, aber relativ wenig Kalorien enthalten. Beispiele hierfür sind Blattgemüse, Beeren, Nüsse und magere

Proteinquellen wie Fisch und Geflügel. Diese Lebensmittel können dazu beitragen, die Gesundheit zu fördern und chronischen Erkrankungen vorzubeugen.

6. Begrenzen Sie verarbeitete Lebensmittel: Verarbeitete Lebensmittel enthalten häufig viel Natrium, zugesetzten Zucker und ungesunde Fette und sollten so weit wie möglich eingeschränkt werden. Wählen Sie nach Möglichkeit frische, vollwertige Lebensmittel und lesen Sie die Lebensmitteletiketten, um Lebensmittel zu vermeiden, die viele ungesunde Inhaltsstoffe enthalten.

7. Suchen Sie Unterstützung: Gesunde Ernährung kann eine Herausforderung sein, insbesondere für diejenigen, die an weniger gesunde Ernährung gewöhnt sind. Suchen Sie Unterstützung bei Freunden, Familienmitgliedern oder einem registrierten Ernährungsberater, der Sie bei gesunden Essgewohnheiten beraten und unterstützen kann.

Insgesamt sind gesunde Ernährung und Flüssigkeitszufuhr wesentliche Bestandteile eines gesunden Lebensstils für ältere Erwachsene. Durch vorausschauende Planung, eine ausgewogene Ernährung, auf Portionsgrößen achten, ausreichend Flüssigkeit zu sich nehmen, nährstoffreiche Lebensmittel wählen, verarbeitete Lebensmittel einschränken und sich Unterstützung suchen, können ältere Erwachsene ihre Gesundheit erhalten und das allgemeine Wohlbefinden fördern.

Die Vorteile von Bewegung und wie man sie in den Alltag integriert

Regelmäßige Bewegung ist eines der wichtigsten Dinge, die wir für unsere körperliche und geistige Gesundheit tun können, insbesondere im Alter. Hier sind einige der wichtigsten Vorteile von Bewegung und Strategien, sie in das tägliche Leben zu integrieren:

Körperliche Vorteile: Sport kann dazu beitragen, die Herz-Kreislauf-Gesundheit, die Knochendichte, das Gleichgewicht, die Flexibilität und die Muskelmasse zu erhalten oder zu verbessern. Regelmäßige Bewegung senkt nachweislich auch das Risiko chronischer Erkrankungen wie Herzerkrankungen, Schlaganfall, Diabetes und bestimmte Krebsarten.

Vorteile für die psychische Gesundheit: Es hat sich gezeigt, dass Bewegung die Stimmung verbessert, Angst- und Depressionssymptome lindert und die kognitiven Funktionen verbessert. Regelmäßige Bewegung kann auch die Schlafqualität verbessern und Stress reduzieren.

Arten von Übungen: Es gibt viele verschiedene Arten von Übungen, die älteren Erwachsenen zugute kommen können, darunter Aerobic-Übungen, Krafttraining, Gleichgewichtsübungen und Beweglichkeitsübungen. Um den größtmöglichen Nutzen zu erzielen, wird eine Kombination verschiedener Trainingsarten empfohlen.

Sport in den Alltag integrieren: Es gibt viele Möglichkeiten, Bewegung in den Alltag zu integrieren, auch für Menschen mit einem vollen Terminkalender oder eingeschränkter Mobilität. Einige Strategien umfassen einen flotten Spaziergang in der Mittagspause, die Verwendung von Widerstandsbändern oder Körpergewichtsübungen zu Hause, die Teilnahme an einem Tanzkurs oder Yoga sowie Gartenarbeit oder Hausarbeiten.

Realistische Ziele setzen: Es ist wichtig, realistische Trainingsziele zu setzen, die erreichbar und langfristig nachhaltig sind. Beginnen Sie mit kleinen Zielen und erhöhen Sie schrittweise die Intensität und Dauer des Trainings, wenn sich die Fitness verbessert. Es ist auch wichtig, auf den Körper zu hören und sich bei Bedarf auszuruhen.

Ich suche Unterstützung: Übungen können mehr Spaß machen und effektiver sein, wenn sie gemeinsam mit anderen durchgeführt werden. Suchen Sie nach Trainingspartnern, nehmen Sie an einem Fitnesskurs oder Club teil oder arbeiten Sie mit einem Personal Trainer oder Physiotherapeuten zusammen, der Ihnen Anleitung und Unterstützung für sicheres und effektives Training bieten kann.

Insgesamt ist regelmäßige Bewegung für die Förderung der körperlichen und geistigen Gesundheit unerlässlich, insbesondere im Alter. Durch die Integration verschiedener Arten von Bewegung in den Alltag, das Setzen realistischer Ziele und die Suche nach Unterstützung bei Bedarf können ältere Erwachsene ihre Gesundheit erhalten und das allgemeine Wohlbefinden fördern.

Kapitel: 4 Schlaf und Stressmanagement

Schlaf und Stressbewältigung sind zwei wichtige Komponenten der allgemeinen Gesundheit und des Wohlbefindens, insbesondere für ältere Erwachsene. Hier sind einige Strategien zur Förderung eines gesunden Schlafs und zur Stressbewältigung:

Erstellen Sie einen regelmäßigen Schlafplan: Gehen Sie jeden Tag zur gleichen Zeit ins Bett und stehen Sie auf, auch am Wochenende. Dies hilft, die innere Uhr des Körpers zu regulieren und fördert einen besseren Schlaf.

Schaffen Sie eine entspannende Schlafumgebung: Schaffen Sie eine kühle, ruhige und dunkle Schlafumgebung. Benutzen Sie bequeme Bettwäsche und Kissen und entfernen Sie elektronische Geräte aus dem Schlafzimmer.

Stimulanzien begrenzen: Vermeiden Sie Stimulanzien wie Koffein und Nikotin, insbesondere nachmittags und abends.

Üben Sie Entspannungstechniken: Entspannungstechniken wie tiefes Atmen, progressive Muskelentspannung und geführte Bilder können helfen, Stress abzubauen und die Entspannung zu fördern.

Regelmäßig Sport treiben: Regelmäßige Bewegung verbessert nachweislich die Schlafqualität und reduziert den Stresspegel. Streben Sie an den meisten Tagen der Woche mindestens 30 Minuten mäßig intensives Training an.

Begrenzen Sie die Bildschirmzeit: Die Einwirkung von blauem Licht von elektronischen Geräten kann den Schlaf beeinträchtigen. Begrenzen Sie die Bildschirmzeit vor dem Schlafengehen und erwägen Sie die Verwendung einer Brille oder eines Filters, die das blaue Licht blockiert.

Praktizieren Sie eine gute Schlafhygiene: Zu einer guten Schlafhygiene gehört das Vermeiden großer Mahlzeiten, Alkohol und intensiver Bewegung vor dem Zubettgehen. Dazu gehört auch die Festlegung einer entspannenden Schlafenszeitroutine, etwa ein warmes Bad zu nehmen oder ein Buch zu lesen.

Unterstützung suchen: Wenn Stress den Schlaf beeinträchtigt, wenden Sie sich an einen Psychologen, der Sie bei Techniken zur Stressbewältigung beraten und unterstützen kann.

Insgesamt sind gesunder Schlaf und Stressbewältigung wesentliche Bestandteile der allgemeinen Gesundheit und des Wohlbefindens, insbesondere für ältere Erwachsene. Durch die Festlegung eines regelmäßigen Schlafplans, die Schaffung einer entspannenden Schlafumgebung, die Einschränkung von Stimulanzien, das Üben von Entspannungstechniken, regelmäßige Bewegung, die Begrenzung der Zeit vor dem Bildschirm, eine gute Schlafhygiene und die Suche nach Unterstützung bei Bedarf können ältere Erwachsene einen gesunden Schlaf fördern und Stress effektiv bewältigen.

Die Bedeutung von gutem Schlaf

Guter Schlaf ist für die allgemeine Gesundheit und das Wohlbefinden von entscheidender Bedeutung und wird mit zunehmendem Alter noch wichtiger. Hier sind einige der Hauptgründe, warum guter Schlaf wichtig ist:

Körperliche Gesundheit: Guter Schlaf ist für die körperliche Gesundheit unerlässlich. Es fördert die Heilung und Reparatur von Gewebe, unterstützt die Immunfunktion und reguliert Hormone, die Appetit und Stoffwechsel steuern.

Psychische Gesundheit: Guter Schlaf ist auch für die psychische Gesundheit unerlässlich. Es hilft, die Stimmung, die kognitiven Funktionen und das Gedächtnis zu verbessern und kann Angst- und Depressionssymptome lindern.

Krankheitsprävention: Guter Schlaf senkt nachweislich das Risiko chronischer Erkrankungen wie Herzerkrankungen, Schlaganfall, Diabetes und bestimmte Krebsarten.

Sicherheit: Guter Schlaf ist wichtig für die Sicherheit, insbesondere für ältere Erwachsene, die möglicherweise anfälliger für Stürze und Unfälle sind. Guter Schlaf hilft, die Aufmerksamkeit aufrechtzuerhalten und das Unfallrisiko zu verringern.

Lebensqualität: Guter Schlaf ist für die Aufrechterhaltung einer guten Lebensqualität unerlässlich. Es hilft, das Energieniveau zu verbessern, Schmerzen zu lindern und das allgemeine Wohlbefinden zu fördern.

Um einen guten Schlaf zu fördern, ist es wichtig, einen regelmäßigen Schlafplan festzulegen, eine entspannende Schlafumgebung zu schaffen, Stimulanzien einzuschränken, Entspannungstechniken zu praktizieren, regelmäßig Sport zu treiben, die Bildschirmzeit zu begrenzen, eine gute Schlafhygiene zu praktizieren und bei Bedarf Unterstützung zu suchen. Durch die Priorisierung von gutem Schlaf können ältere Erwachsene ihre allgemeine Gesundheit und ihr Wohlbefinden fördern und eine bessere Lebensqualität genießen.

Strategien für besseren Schlaf

Guter Schlaf ist für die allgemeine Gesundheit und das Wohlbefinden von entscheidender Bedeutung, doch viele ältere Erwachsene haben mit Schlafproblemen zu kämpfen. Hier sind einige Strategien für besseren Schlaf:

1. Halten Sie sich an einen einheitlichen Schlafplan: Gehen Sie jeden Tag zur gleichen Zeit ins Bett und stehen Sie auf, auch am

Wochenende. Dies hilft, die innere Uhr des Körpers zu regulieren und fördert einen besseren Schlaf.

2. Schaffen Sie eine entspannende Schlafumgebung: Schaffen Sie eine kühle, ruhige und dunkle Schlafumgebung. Benutzen Sie bequeme Bettwäsche und Kissen und entfernen Sie elektronische Geräte aus dem Schlafzimmer.

3. Stimulanzien einschränken: Vermeiden Sie Stimulanzien wie Koffein und Nikotin, insbesondere nachmittags und abends.

4. Üben Sie Entspannungstechniken: Entspannungstechniken wie tiefes Atmen, progressive Muskelentspannung und geführte Bilder können helfen, Stress abzubauen und die Entspannung zu fördern.

5. Treiben Sie regelmäßig Sport: Regelmäßige Bewegung verbessert nachweislich die Schlafqualität und reduziert den Stresspegel. Streben Sie mindestens 30 Minuten mäßig intensives Training anBildschirmzeit: Die Einwirkung von blauem Licht von elektronischen Geräten kann den Schlaf

beeinträchtigen. Begrenzen Sie die Bildschirmzeit vor dem Schlafengehen und erwägen Sie die Verwendung einer Brille oder eines Filters, die das blaue Licht blockiert.

6. Praktizieren Sie eine gute Schlafhygiene: Zu einer guten Schlafhygiene gehört das Vermeiden großer Mahlzeiten, Alkohol und intensiver körperlicher Betätigung vor dem Zubettgehen. Dazu gehört auch die Festlegung einer entspannenden Schlafenszeitroutine, etwa ein warmes Bad zu nehmen oder ein Buch zu lesen.

7. Beheben Sie medizinische Probleme: Bestimmte medizinische Probleme wie Schlafapnoe oder das Restless-Legs-Syndrom können den Schlaf beeinträchtigen. Wenn Sie vermuten, dass Sie ein medizinisches Problem haben, das Ihren Schlaf beeinträchtigt, sprechen Sie mit Ihrem Arzt.

8. Stress bewältigen: Stress kann den Schlaf beeinträchtigen. Probieren Sie Techniken zur Stressreduzierung wie tiefes Atmen, Meditation oder Yoga aus.

9. Erwägen Sie die kognitive Verhaltenstherapie bei Schlaflosigkeit (CBT-I): CBT-I ist eine Form der Gesprächstherapie, die sich auf die Änderung von Gedanken und Verhaltensweisen konzentriert, die den Schlaf beeinträchtigen. Es hat sich gezeigt, dass es die Schlafqualität bei älteren Erwachsenen wirksam verbessert.

BIndem ältere Erwachsene einen regelmäßigen Schlafplan festlegen, eine entspannende Schlafumgebung schaffen, Stimulanzien einschränken, Entspannungstechniken anwenden, regelmäßig Sport treiben, die Bildschirmzeit begrenzen, eine gute Schlafhygiene praktizieren, medizinische Probleme ansprechen, mit Stress umgehen und CBT-I in Betracht ziehen, können sie ihre Lebensqualität verbessern Schlafqualität und fördern die allgemeine Gesundheit und das Wohlbefinden.

Die Auswirkungen von Stress auf die Langlebigkeit und wie man damit umgeht

Stress ist für viele ältere Erwachsene eine alltägliche Erfahrung und kann einen erheblichen Einfluss auf die Langlebigkeit haben. Chronischer Stress wird mit einer Reihe von Gesundheitsproblemen in Verbindung gebracht, darunter Herz-Kreislauf-Erkrankungen, Diabetes und Störungen des Immunsystems. Hier ist ein genauerer Blick auf die Auswirkungen von Stress auf die Langlebigkeit und wie man damit umgeht:

Der Einfluss von Stress auf die Langlebigkeit: Chronischer Stress kann zu einer Reihe von Gesundheitsproblemen führen, die die Lebensdauer verkürzen können. Beispielsweise können hohe Werte an Stresshormonen wie Cortisol die Blutgefäße schädigen und das Risiko für Herzerkrankungen erhöhen. Chronischer Stress kann auch das Immunsystem schwächen, wodurch es für den Körper schwieriger wird, Infektionen und Krankheiten abzuwehren.

Techniken zur Stressbewältigung: Es gibt verschiedene Techniken zur Stressbewältigung, die dabei helfen können, die Auswirkungen von Stress auf den Körper zu reduzieren. Diese beinhalten:

Entspannungstechniken: Techniken wie tiefes Atmen, progressive Muskelentspannung und Meditation können helfen, Stress abzubauen und die Entspannung zu fördern.

Übung: Regelmäßige Bewegung hat sich als wirksamer Stressreduzierer erwiesen. Sport kann helfen, Stresshormone abzubauen und die Stimmung zu verbessern.

Sozialhilfe: Ein starkes soziales Unterstützungsnetzwerk kann helfen, Stress abzubauen. Gespräche mit Freunden oder Familienmitgliedern, der Beitritt zu einer Selbsthilfegruppe oder die Suche nach professioneller Beratung können helfen, mit Stress umzugehen.

Zeiteinteilung: Das Erlernen eines effektiven Zeitmanagements kann dazu beitragen, den Stresspegel zu reduzieren. Das Priorisieren von Aufgaben, das Setzen realistischer Ziele und das Lernen, zu unwesentlichen Verpflichtungen „Nein" zu sagen, können dazu beitragen, den Stresspegel zu reduzieren.

Entscheidungen für einen gesunden Lebensstil: Eine gesunde Ernährung, regelmäßige Bewegung sowie der Verzicht auf Alkohol und Tabak können dazu beitragen, Stress zu reduzieren.

Achtsamkeitsbasierte Stressreduktion: Achtsamkeitsbasierte Stressreduktion (MBSR) ist eine Art Stressbewältigungsprogramm, das Achtsamkeitsmeditation und Yoga kombiniert. MBSR hat sich als wirksam bei der Stressreduzierung und der Verbesserung des allgemeinen Wohlbefindens erwiesen.

Kognitive Verhaltenstherapie: Kognitive Verhaltenstherapie (CBT) ist eine Therapieform, die Einzelpersonen dabei hilft, negative Denk- und Verhaltensmuster zu erkennen und zu ändern. CBT hat sich als wirksam bei der Reduzierung des Stressniveaus und der Verbesserung des allgemeinen Wohlbefindens erwiesen.

SStress kann einen erheblichen Einfluss auf die Langlebigkeit haben, es gibt jedoch verschiedene Techniken zur Stressbewältigung, die dabei helfen können, seine Auswirkungen zu verringern. Entspannungstechniken, Bewegung, soziale Unterstützung, Zeitmanagement, eine gesunde

Lebensweise, achtsamkeitsbasierte Stressreduzierung und kognitive Verhaltenstherapie sind allesamt wirksame Methoden zur Stressbewältigung und zur Förderung des allgemeinen Wohlbefindens.

Kapitel 5: Gehirngesundheit und kognitive Fitness

Die Gesundheit des Gehirns und die kognitive Fitness sind entscheidende Komponenten für die Langlebigkeit. Mit zunehmendem Alter unterliegt unser Gehirn Veränderungen, die sich auf die kognitiven Funktionen, das Gedächtnis und das Lernen auswirken können. Es gibt jedoch mehrere Strategien, die zur Aufrechterhaltung der kognitiven Fitness und zur Förderung der Gehirngesundheit eingesetzt werden können.

Die Wissenschaft der Gehirngesundheit: Das Gehirn ist ein komplexes Organ und über seine Funktionsweise gibt es noch viel zu lernen. Untersuchungen haben jedoch gezeigt, dass das Gehirn im Laufe des Lebens in der Lage ist, sich zu verändern und anzupassen. Diese als Neuroplastizität bekannte Fähigkeit bedeutet, dass sich das Gehirn als Reaktion auf neue Erfahrungen und Lernen neu organisieren kann.

Der Einfluss des Alterns auf das Gehirn: Mit zunehmendem Alter unterliegt das Gehirn Veränderungen, die sich auf die kognitiven Funktionen auswirken können. Beispielsweise nimmt das Volumen des Gehirns ab und es kommt zu einer Verringerung der Anzahl von Neuronen und Synapsen. Diese Veränderungen können zu Schwierigkeiten beim Gedächtnis, beim Lernen und anderen kognitiven Funktionen führen.

Strategien zur Aufrechterhaltung der kognitiven Fitness: Es gibt verschiedene Strategien, die zur Aufrechterhaltung der kognitiven Fitness und zur Förderung der Gehirngesundheit eingesetzt werden können. Diese beinhalten:

- Mentale Stimulation: Die Teilnahme an geistig anregenden Aktivitäten wie Lesen, Spielen und Erlernen neuer Fähigkeiten kann zur Aufrechterhaltung der kognitiven Funktion beitragen.

- Körperliche Bewegung: Regelmäßige Bewegung fördert nachweislich die Gesundheit des Gehirns und verbessert die kognitiven Funktionen.

- Gesunde Ernährung: Eine gesunde Ernährung, die reich an Obst, Gemüse, Vollkornprodukten und magerem Eiweiß ist, kann die für die Gesundheit des Gehirns notwendigen Nährstoffe liefern.

- Soziales Engagement: Soziales Engagement kann dazu beitragen, die Gesundheit des Gehirns zu fördern und das Risiko eines kognitiven Verfalls zu verringern.

- Schlaf: Ausreichend erholsamer Schlaf ist für die Gesundheit des Gehirns und die kognitiven Funktionen von entscheidender Bedeutung.

- Stressmanagement: Stressmanagement kann dazu beitragen, die Auswirkungen von Stresshormonen auf das Gehirn zu reduzieren und die Gehirngesundheit zu fördern.

Die Bedeutung des Gehirntrainings: Gehirntrainingsübungen, die beispielsweise das Gedächtnis, die Aufmerksamkeit und die Fähigkeiten zur Problemlösung verbessern sollen, können dabei helfen, die kognitiven Funktionen aufrechtzuerhalten und die Gesundheit des Gehirns zu fördern. Diese Übungen können über Computerprogramme, mobile Apps oder persönliche Schulungsprogramme durchgeführt werden.

Die Rolle der Neuroplastizität: Die Fähigkeit des Gehirns, sich im Laufe des Lebens zu verändern und anzupassen, bekannt als Neuroplastizität, kann zur Förderung der Gehirngesundheit und der kognitiven Fitness genutzt werden. Durch die Teilnahme an geistig anregenden Aktivitäten, körperlicher Bewegung und anderen Strategien können Einzelpersonen dazu beitragen, die kognitiven Funktionen im Alter aufrechtzuerhalten und sogar zu verbessern.

Die Gesundheit des Gehirns und die kognitive Fitness sind entscheidende Komponenten für die Langlebigkeit. Strategien wie geistige Stimulation, körperliche Bewegung, gesunde Ernährung, soziales Engagement, Schlaf, Stressbewältigung, Gehirntraining und die Förderung der Neuroplastizität können dazu beitragen, die kognitiven Funktionen aufrechtzuerhalten und die Gesundheit des Gehirns im Alter zu fördern.

Die Wissenschaft der Gehirngesundheit und des Alterns

Das Gehirn ist ein komplexes Organ, das sich mit zunehmendem Alter verändert. Die Erforschung der Gehirngesundheit und des Alterns ist ein Forschungsgebiet, das in den letzten Jahren zunehmend an Aufmerksamkeit gewonnen hat, da die Zahl der Menschen über 65 Jahre weiter zunimmt.

Eine der bedeutendsten Veränderungen, die im alternden Gehirn auftreten, ist eine Verringerung des Gehirnvolumens. Dies ist auf den Verlust von Neuronen und der Verbindungen zwischen ihnen, den sogenannten Synapsen, zurückzuführen. Diese Veränderungen können zu einer Verschlechterung der kognitiven Funktionen führen, einschließlich Gedächtnis, Aufmerksamkeit und exekutiver Funktion.

Untersuchungen haben jedoch auch gezeigt, dass das Gehirn im Laufe des Lebens in der Lage ist, sich zu verändern und anzupassen, ein Prozess, der als Neuroplastizität bezeichnet wird. Das bedeutet, dass das Gehirn auch bei älteren Erwachsenen die Fähigkeit besitzt, als Reaktion auf neue

Erfahrungen und Lernerfahrungen neue Verbindungen zu knüpfen und sich neu zu organisieren.

Es gibt mehrere Faktoren, die die Gesundheit des Gehirns und die kognitiven Funktionen bei älteren Erwachsenen beeinflussen können. Diese beinhalten:

- Lebensstilfaktoren: Ein gesunder Lebensstil, einschließlich regelmäßiger körperlicher Bewegung, gesunder Ernährung, sozialem Engagement und Stressbewältigung, hat nachweislich einen positiven Einfluss auf die Gesundheit des Gehirns und die kognitiven Funktionen.

- Genetik: Bestimmte Gene wurden mit einem erhöhten Risiko für altersbedingten kognitiven Verfall und Demenz in Verbindung gebracht.

- Erkrankungen: Chronische Erkrankungen wie Bluthochdruck, Diabetes und Herz-Kreislauf-Erkrankungen können das Risiko eines kognitiven Verfalls erhöhen.

- Umweltfaktoren: Die Exposition gegenüber Giftstoffen wie Luftverschmutzung und Kopfverletzungen wird mit einem erhöhten Risiko für einen kognitiven Verfall in Verbindung gebracht.

Es gibt verschiedene Strategien, die zur Förderung der Gehirngesundheit und der kognitiven Funktionen bei älteren Erwachsenen eingesetzt werden können. Diese beinhalten:

- Geistige Stimulation: Die Teilnahme an geistig anregenden Aktivitäten wie Lesen, Spielen und Erlernen neuer Fähigkeiten kann zur Aufrechterhaltung der kognitiven Funktion beitragen.

- Körperliche Bewegung: Regelmäßige Bewegung fördert nachweislich die Gesundheit des Gehirns und verbessert die kognitiven Funktionen.

- Eine gesunde Ernährung: Eine gesunde Ernährung, die reich an Obst, Gemüse, Vollkornprodukten und magerem Eiweiß ist, kann die für die Gesundheit des Gehirns notwendigen Nährstoffe liefern.

- Soziales Engagement: Soziales Engagement kann dazu beitragen, die Gesundheit des Gehirns zu fördern und das Risiko eines kognitiven Verfalls zu verringern.

- Schlaf: Ausreichend erholsamer Schlaf ist für die Gesundheit des Gehirns und die kognitiven Funktionen von entscheidender Bedeutung.

- Stressmanagement: Stressmanagement kann dazu beitragen, die Auswirkungen von Stresshormonen auf das Gehirn zu reduzieren und die Gehirngesundheit zu fördern.

Gehirngesundheit und Alterung sind komplexe Themen, die fortlaufende Forschung und Aufmerksamkeit erfordern. Während bestimmte Veränderungen mit zunehmendem Alter unvermeidlich sind, gibt es verschiedene Strategien, die zur Förderung der Gehirngesundheit und zur Aufrechterhaltung der kognitiven Funktionen bei älteren Erwachsenen eingesetzt werden können. Ein gesunder Lebensstil, einschließlich geistiger Stimulation, körperlicher Bewegung, gesunder Ernährung, sozialem Engagement, Schlaf und Stressbewältigung, kann alle eine Rolle bei der Förderung der Gehirngesundheit im Alter spielen.

Strategien zur Aufrechterhaltung der kognitiven Fitness

Die Aufrechterhaltung der kognitiven Fitness ist ein wichtiger Aspekt des gesunden Alterns. Unter kognitiver Fitness versteht man die Fähigkeit, klar zu denken, neue Informationen zu lernen und sich daran zu erinnern, Probleme zu lösen und Entscheidungen zu treffen. Mit zunehmendem Alter können unsere kognitiven Fähigkeiten nachlassen, wodurch es schwieriger wird, alltägliche Aktivitäten auszuführen und die Unabhängigkeit zu bewahren. Es gibt jedoch mehrere Strategien, die genutzt werden können, um die kognitive Fitness aufrechtzuerhalten und das Risiko eines altersbedingten kognitiven Verfalls zu verringern.

Mentale Stimulation: Die regelmäßige Ausübung geistig anregender Aktivitäten kann zur Aufrechterhaltung der kognitiven Funktion beitragen. Dazu können Aktivitäten wie Lesen, Spiele spielen, Rätsel lösen und das Erlernen neuer Fähigkeiten oder Sprachen gehören. Es ist wichtig, sich selbst herauszufordern und sich an neuen und herausfordernden Aktivitäten zu beteiligen.

Körperliche Bewegung: Regelmäßige körperliche Bewegung hat nachweislich zahlreiche Vorteile für die kognitive Funktion. Sport trägt dazu bei, die Durchblutung des Gehirns zu steigern, fördert das Wachstum neuer Gehirnzellen und verbessert die Verbindungen zwischen vorhandenen Gehirnzellen. Jede Art von Bewegung kann von Vorteil sein, einschließlich Gehen, Radfahren, Schwimmen und Krafttraining.

Eine gesunde Diät: Eine gesunde Ernährung kann die für die kognitive Gesundheit notwendigen Nährstoffe liefern. Eine Ernährung, die reich an Obst, Gemüse, Vollkornprodukten, magerem Eiweiß und gesunden Fetten wie Omega-3-Fettsäuren ist, wird mit einer verbesserten kognitiven Funktion in Verbindung gebracht.

Soziales Engagement: Soziales Engagement kann zur Förderung der kognitiven Funktion beitragen. Soziales Engagement kann Aktivitäten wie Freiwilligenarbeit, den Beitritt zu Clubs oder Gruppen und das Verbringen von Zeit mit Freunden und Familie umfassen. Soziale Isolation wird mit einem höheren Risiko eines kognitiven Verfalls in Verbindung gebracht. Daher ist es wichtig, mit anderen in Kontakt zu bleiben.

Schlafen: Ausreichend erholsamer Schlaf ist für die kognitive Funktion von entscheidender Bedeutung. Schlaf hilft, Erinnerungen zu festigen und den Abtransport von Abfallprodukten aus dem Gehirn zu fördern. Es ist wichtig, einen regelmäßigen Schlafplan festzulegen und eine gute Schlafhygiene zu praktizieren, z. B. Bildschirme vor dem Schlafengehen zu vermeiden und eine angenehme Schlafumgebung zu schaffen.

Stressbewältigung: Stressbewältigung kann dazu beitragen, die Auswirkungen von Stresshormonen auf das Gehirn zu reduzieren und die kognitive Gesundheit zu fördern. Strategien zur Stressbewältigung können Bewegung, Achtsamkeitsmeditation, tiefes Atmen und Entspannungstechniken umfassen.

Gehirntrainingsprogramme: Es gibt mehrere computerbasierte Programme und Apps, die die kognitiven Funktionen fördern sollen. Diese Programme können kognitive Anregungen und Herausforderungen bieten, es ist jedoch wichtig, Programme auszuwählen, die durch wissenschaftliche Erkenntnisse gestützt sind.

Die Aufrechterhaltung der kognitiven Fitness ist ein wichtiger Aspekt des gesunden Alterns. Strategien zur Aufrechterhaltung der kognitiven Fitness können geistig anregende Aktivitäten, regelmäßige körperliche Bewegung, eine gesunde Ernährung, soziales Engagement, ausreichend erholsamen Schlaf, Stressbewältigung und die Teilnahme an Gehirntrainingsprogrammen umfassen. Indem Sie diese Strategien in Ihren Alltag integrieren, können Sie die kognitive Gesundheit fördern und das Risiko eines altersbedingten kognitiven Verfalls verringern.

Die Vorteile lebenslangen Lernens und intellektueller Stimulation

Lebenslanges Lernen und intellektuelle Stimulation sind Schlüsselkomponenten für gesundes Altern. Der Nutzen dieser Praktiken geht über den Erwerb neuer Kenntnisse und Fähigkeiten hinaus. Es hat sich gezeigt, dass lebenslanges Lernen und intellektuelle Stimulation die kognitive Gesundheit fördern, das soziale Engagement steigern und das allgemeine Wohlbefinden verbessern.

Kognitive Gesundheit: Lebenslanges Lernen und intellektuelle Stimulation wurden mit einer verbesserten kognitiven Funktion und einem geringeren Risiko eines kognitiven Verfalls in Verbindung gebracht. Die Teilnahme an geistig herausfordernden Aktivitäten wie dem Erlernen einer neuen Sprache oder dem Spielen eines Musikinstruments kann dazu beitragen, die kognitiven Fähigkeiten zu erhalten und sogar zu verbessern.

Soziales Engagement: Lebenslanges Lernen und intellektuelle Anregung können Möglichkeiten für soziales Engagement und Kontakte bieten. Der Besuch von Kursen oder der Besuch von Vorlesungen kann die Möglichkeit bieten, neue Leute kennenzulernen und soziale Kontakte aufzubauen.

Verbessertes Wohlbefinden: Die Teilnahme an intellektuellen Aktivitäten kann ein Gefühl von Sinn und Erfüllung vermitteln. Neue Dinge zu lernen und sich selbst herauszufordern kann auch das Erfolgserlebnis und das Selbstwertgefühl fördern.

Verbesserte Plastizität des Gehirns: Unter Plastizität des Gehirns versteht man die Fähigkeit des Gehirns, sich im Laufe des Lebens zu verändern und anzupassen. Es hat sich gezeigt, dass die intellektuelle Stimulation die Plastizität des Gehirns fördert und dabei hilft, die kognitiven Fähigkeiten zu erhalten und sogar zu verbessern.

Karriereförderung: Lebenslanges Lernen kann Chancen für den beruflichen Aufstieg und die berufliche Weiterentwicklung bieten. Der Erwerb neuer Fähigkeiten und Kenntnisse kann Sie zu einem wettbewerbsfähigeren Kandidaten für Stellenangebote machen und zu Beförderungen und höheren Gehältern führen.

Persönliches Wachstum: Lebenslanges Lernen und intellektuelle Anregung können das persönliche Wachstum und die persönliche Entwicklung fördern. Es kann dem Einzelnen helfen, sich selbst und die Welt um ihn herum besser zu verstehen, was zu einem erfüllteren und sinnvolleren Leben führt.

DasSoziales Lernen und intellektuelle Stimulation sind wichtige Bestandteile eines gesunden Alterns. Die Vorteile dieser Praktiken gehen über den Erwerb neuer Kenntnisse und Fertigkeiten hinaus und umfassen verbesserte kognitive Funktionen, gesteigertes soziales Engagement, verbessertes Wohlbefinden, verbesserte Plastizität des Gehirns, beruflichen Aufstieg und persönliches Wachstum. Die Teilnahme an intellektuell anregenden

Aktivitäten kann das Gefühl von Sinnhaftigkeit und Erfüllung fördern und zu einem gesünderen, zufriedeneren Leben beitragen.

Kapitel 6:Gesundheitsspanne und Krankheitsprävention

Unter Gesundheitsspanne versteht man den Lebensabschnitt, in dem ein Mensch gesund und frei von chronischen Krankheiten ist. Die Prävention von Krankheiten ist eine entscheidende Komponente für das Erreichen und Aufrechterhalten einer langen und gesunden Gesundheit. Durch Maßnahmen zur Vorbeugung oder Behandlung chronischer Krankheiten können Menschen ihre Lebensqualität verbessern und die Jahre ihres gesunden Lebens verlängern.

Prävention chronischer Krankheiten: Chronische Krankheiten wie Herzerkrankungen, Diabetes und Krebs sind die Hauptursachen für Mortalität und Morbidität. Viele chronische Krankheiten sind vermeidbar oder können durch Änderungen des Lebensstils behandelt werden, beispielsweise durch eine gesunde Ernährung, regelmäßige Bewegung und die Vermeidung von Tabak- und übermäßigem Alkoholkonsum.

Impfungen: Impfungen sind ein entscheidender Bestandteil der Krankheitsprävention. Impfstoffe können Menschen vor Infektionskrankheiten wie

Grippe, Lungenentzündung und Gürtelrose schützen.

Vorführung: Die frühzeitige Erkennung und Behandlung von Krankheiten ist für die Krankheitsprävention von entscheidender Bedeutung. Ein routinemäßiges Screening auf Krankheiten wie Brustkrebs, Darmkrebs und Bluthochdruck kann dazu beitragen, Krankheiten frühzeitig zu erkennen und zu behandeln, bevor sie zu schwerwiegenderen Stadien führen.

Stressbewältigung: Chronischer Stress wird mit einer Vielzahl von Gesundheitsproblemen in Verbindung gebracht, darunter Herz-Kreislauf-Erkrankungen, Depressionen und Immunschwäche. Effektive Stressbewältigungstechniken wie Achtsamkeitsmeditation und Yoga können dabei helfen, den Stresspegel zu reduzieren und das allgemeine Wohlbefinden zu fördern.

Schlafhygiene: Eine gute Schlafhygiene ist für die allgemeine Gesundheit und die Vorbeugung von Krankheiten unerlässlich. Schlafmangel wird mit einer Vielzahl von Gesundheitsproblemen in Verbindung gebracht, darunter Fettleibigkeit, Herz-Kreislauf-Erkrankungen und eine beeinträchtigte

Immunfunktion. Die Einhaltung eines regelmäßigen Schlafrhythmus, der Verzicht auf Koffein und Alkohol vor dem Schlafengehen und die Schaffung einer angenehmen Schlafumgebung können zur Verbesserung der Schlafqualität beitragen.

Gesunde Ernährung: Eine gesunde Ernährung ist für die Vorbeugung von Krankheiten von entscheidender Bedeutung. Eine Ernährung, die reich an Obst, Gemüse, Vollkornprodukten und magerem Eiweiß ist, kann dazu beitragen, chronischen Krankheiten wie Herzerkrankungen, Diabetes und Krebs vorzubeugen.

Die Prävention von Krankheiten ist eine entscheidende Komponente für das Erreichen und Aufrechterhalten einer langen und gesunden Gesundheit. Durch Maßnahmen zur Vorbeugung oder Behandlung chronischer Krankheiten können Menschen ihre Lebensqualität verbessern und die Jahre ihres gesunden Lebens verlängern. Zu den Strategien zur Krankheitsprävention gehören die Prävention chronischer Krankheiten, Impfungen, Vorsorgeuntersuchungen, Stressbewältigung, Schlafhygiene und die Aufrechterhaltung einer gesunden Ernährung. Durch die Integration dieser Strategien in das tägliche Leben können

Einzelpersonen ihre allgemeine Gesundheit und ihr Wohlbefinden fördern und ihre Gesundheitsspanne maximieren.

Die Bedeutung der Gesundheitsspanne als Maß für die Langlebigkeit

Unter Gesundheitsspanne versteht man den Lebensabschnitt, in dem ein Mensch gesund und frei von chronischen Krankheiten ist. Im Gegensatz zur Lebensspanne, die die Gesamtzahl der Jahre misst, die ein Mensch lebt, misst die Gesundheitsspanne die Lebensqualität während dieser Jahre. Die Maximierung der Gesundheitsspanne ist aus verschiedenen Gründen wichtig, darunter die Verringerung der Belastung durch chronische Krankheiten, die Verbesserung der Lebensqualität und die Senkung der Gesundheitskosten.

Reduzierte Belastung durch chronische Krankheiten: Durch die Maximierung der Gesundheitsspanne kann die Belastung durch chronische Krankheiten wie Herzerkrankungen, Diabetes und Krebs verringert werden. Chronische Krankheiten tragen wesentlich zu Behinderungen und Todesfällen bei und stellen weltweit eine erhebliche Belastung für die Gesundheitssysteme dar. Durch die Verringerung der Häufigkeit und Schwere chronischer Krankheiten können Einzelpersonen ein längeres und gesünderes Leben führen und die Belastung der Gesundheitssysteme verringern.

Verbesserte Lebensqualität: Die Maximierung der Gesundheitsspanne kann die Lebensqualität in späteren Jahren verbessern. Mit zunehmendem Alter können sich die Gesundheit und die Behinderung verschlechtern. Die Maximierung der Gesundheitsspanne kann dazu beitragen, dass Einzelpersonen in diesen Jahren ihre Unabhängigkeit und Lebensqualität bewahren.

Reduzierte Gesundheitskosten: Durch die Maximierung der Gesundheitsspanne können auch die Gesundheitskosten gesenkt werden. Chronische Krankheiten tragen wesentlich zu den Gesundheitskosten bei, und durch die Verringerung der Häufigkeit und Schwere chronischer Krankheiten können die Gesundheitskosten gesenkt werden.

Persönliche Erfüllung: Die Maximierung der Gesundheit kann auch zu persönlicher Erfüllung und Zufriedenheit führen. Die Fähigkeit, einen aktiven, gesunden Lebensstil aufrechtzuerhalten, kann dem Einzelnen ein Gefühl von Zielstrebigkeit und Erfolg vermitteln.

Um die Gesundheit zu maximieren, ist ein umfassender Ansatz für Gesundheit und Wohlbefinden erforderlich. Zu den Strategien zur Maximierung der Gesundheit gehören die Aufrechterhaltung einer gesunden Ernährung, regelmäßige Bewegung, Stressbewältigung, gute Schlafhygiene und die Vorbeugung von Krankheiten. Durch die Integration dieser Strategien in das tägliche Leben können Einzelpersonen ihre allgemeine Gesundheit und ihr Wohlbefinden fördern und ihre Gesundheitsspanne maximieren.

Die Gesundheitsspanne ist ein wichtiges Maß für die Langlebigkeit, da sie die Lebensqualität während der Lebensjahre eines Menschen misst. Die Maximierung der Gesundheitsspanne ist wichtig, um die Belastung durch chronische Krankheiten zu verringern, die Lebensqualität zu verbessern, die Gesundheitskosten zu senken und die persönliche Erfüllung zu gewährleisten. Strategien zur Maximierung der Gesundheitsspanne erfordern einen umfassenden

Ansatz für Gesundheit und Wohlbefinden und sollten in das tägliche Leben integriert werden.

Strategien zur Krankheitsprävention und Früherkennung

Krankheitsprävention und Früherkennung sind entscheidend für die Maximierung der Gesundheit und Langlebigkeit. Präventive Strategien können Einzelpersonen dabei helfen, das Auftreten von Krankheiten zu verhindern oder zu verzögern, während die Früherkennung dazu beitragen kann, dass Einzelpersonen rechtzeitig behandelt werden und die Ergebnisse verbessern. Hier sind einige Strategien zur Krankheitsprävention und Früherkennung:

Regelmäßige Kontrolluntersuchungen: Regelmäßige Kontrolluntersuchungen bei einem Gesundheitsdienstleister können dabei helfen, potenzielle Gesundheitsprobleme frühzeitig zu erkennen. Diese Untersuchungen können Routineuntersuchungen auf Erkrankungen wie Bluthochdruck, Diabetes und Krebs umfassen. Gesundheitsdienstleister können auch Ratschläge zu Änderungen des Lebensstils und vorbeugenden Maßnahmen geben.

Impfungen: Impfungen sind ein wichtiges Instrument zur Vorbeugung von

Infektionskrankheiten. Gegen eine Vielzahl von Krankheiten stehen Impfstoffe zur Verfügung, darunter Grippe, Pneumokokken-Erkrankung und Gürtelrose. Einzelpersonen sollten ihren Impfbedarf mit ihrem Arzt besprechen.

Gesunder Lebensstil: Die Aufrechterhaltung eines gesunden Lebensstils ist wichtig für die Krankheitsprävention. Dazu gehören eine gesunde Ernährung, regelmäßige Bewegung, Stressbewältigung und die Vermeidung ungesunder Verhaltensweisen wie Rauchen und übermäßiger Alkoholkonsum.

Screening-Tests: Screening-Tests können helfen, Krankheiten frühzeitig zu erkennen, wenn die Behandlung am effektivsten ist. Beispiele für Screening-Tests sind Mammographien auf Brustkrebs, Koloskopien auf Dickdarmkrebs und Tests auf prostataspezifisches Antigen (PSA) auf Prostatakrebs.

Gentest: Gentests können Einzelpersonen dabei helfen, ihr Risiko für bestimmte Krankheiten zu verstehen. Diese Informationen können Einzelpersonen dabei helfen, fundierte Entscheidungen über vorbeugende Maßnahmen und Screening-Tests zu treffen.

Selbstprüfungen: Selbstuntersuchungen können Einzelpersonen dabei helfen, Veränderungen in ihrem Körper frühzeitig zu erkennen. Beispiele für Selbstuntersuchungen sind Selbstuntersuchungen der Brust und der Haut.

Ausbildung: Bildung ist ein wichtiges Instrument zur Krankheitsprävention und Früherkennung. Einzelpersonen sollten über die Anzeichen und Symptome von Krankheiten und die Bedeutung von Früherkennungstests und Kontrolluntersuchungen aufgeklärt werden.

Krankheitsprävention und Früherkennung sind entscheidend für die Maximierung der Gesundheit und Langlebigkeit. Zu den Strategien zur Krankheitsprävention und Früherkennung gehören regelmäßige Kontrolluntersuchungen, Impfungen, ein gesunder Lebensstil, Vorsorgeuntersuchungen, Gentests, Selbstuntersuchungen und Aufklärung. Einzelpersonen sollten ihren Präventionsbedarf mit ihrem Gesundheitsdienstleister besprechen und fundierte Entscheidungen über ihre Gesundheit treffen.

Die Rolle moderner Medizin und Technologie bei der Verlängerung der Lebensdauer

Moderne Medizin und Technologie haben unsere Fähigkeit, die Lebenserwartung zu verlängern, erheblich beeinflusst. Fortschritte in der medizinischen Forschung und Technologie haben es uns ermöglicht, Krankheiten vorzubeugen und zu behandeln, chronische Erkrankungen zu behandeln und die allgemeinen Gesundheitsergebnisse zu verbessern. Hier sind einige Möglichkeiten, wie moderne Medizin und Technologie die Lebensdauer verlängert haben:

Vorsichtsmaßnahmen: Die moderne Medizin hat wirksame Vorsorgemaßnahmen wie Impfungen, regelmäßige Kontrolluntersuchungen und Früherkennungstests entwickelt, wie wir im vorherigen Abschnitt besprochen haben. Diese Maßnahmen haben dazu beigetragen, dass Menschen Krankheiten vermeiden oder deren Ausbruch verzögern konnten, was zu einer längeren Lebenserwartung führte.

Behandlungsmöglichkeiten: Die moderne Medizin hat ein breites Spektrum an

Behandlungsmöglichkeiten für Krankheiten entwickelt, darunter Medikamente, Operationen und Therapien. Diese Behandlungen haben es Einzelpersonen ermöglicht, chronische Erkrankungen in den Griff zu bekommen und ihre Lebensqualität zu verbessern. Beispielsweise wurde gezeigt, dass Medikamente wie Statine und Antihypertensiva Herz-Kreislauf-Erkrankungen und Schlaganfällen vorbeugen.

Diagnosewerkzeuge: Fortschritte in der Medizintechnik haben zur Entwicklung hochentwickelter Diagnoseinstrumente wie MRT- und CT-Scans geführt, die es Gesundheitsdienstleistern ermöglichen, Krankheiten frühzeitig zu erkennen. Eine frühzeitige Erkennung kann zu einer rechtzeitigen Behandlung und besseren Ergebnissen führen.

Regenerative Medizin: Die regenerative Medizin ist ein sich schnell entwickelndes Feld, das eine Verlängerung der Lebensspanne verspricht. In diesem Bereich werden Stammzellen und andere Techniken zur Reparatur oder Regeneration beschädigter Gewebe und Organe eingesetzt.

Präzisionsmedizin: Präzisionsmedizin ist ein aufstrebender Gesundheitsansatz, der individuelle

Unterschiede in den Genen, der Umwelt und dem Lebensstil berücksichtigt. Dieser Ansatz ermöglicht personalisierte Behandlungspläne, die auf die individuellen Bedürfnisse jedes Einzelnen zugeschnitten sind.

Telemedizin: Telemedizin ist ein wachsender Bereich, der es Einzelpersonen ermöglicht, über Technologien wie Videokonferenzen und mobile Apps aus der Ferne medizinische Versorgung zu erhalten. Dieser Ansatz kann den Zugang zur Gesundheitsversorgung verbessern, insbesondere in unterversorgten Gebieten.

Künstliche Intelligenz: Künstliche Intelligenz (KI) wird im Gesundheitswesen zunehmend eingesetzt, um die Diagnose, Behandlung und Prävention von Krankheiten zu verbessern. KI kann große Datenmengen analysieren und Muster und Trends erkennen, die für Gesundheitsdienstleister möglicherweise nicht erkennbar sind.

Modern Medizin und Technologie haben unsere Fähigkeit, die Lebenserwartung zu verlängern, erheblich beeinflusst. Fortschritte bei Präventivmaßnahmen, Behandlungsoptionen, Diagnoseinstrumenten, regenerativer Medizin, Präzisionsmedizin, Telemedizin und KI haben alle dazu beigetragen, die Gesundheitsergebnisse zu verbessern und die Lebensdauer zu verlängern. Kontinuierliche Investitionen in medizinische Forschung und Technologie werden für die weitere Verlängerung der Lebenserwartung in der Zukunft von entscheidender Bedeutung sein.

Kapitel 7: Die Kunst, in Würde zu altern

Altern ist ein natürlicher Teil des Lebens, den wir alle erleben. Es ist wichtig, den Alterungsprozess anzunehmen und ihm mit einer positiven Einstellung entgegenzutreten. Die Kunst, in Würde zu altern, besteht darin, sich um die körperliche, geistige und emotionale Gesundheit zu kümmern und die mit dem Alter einhergehenden Veränderungen anzunehmen. Hier sind einige Strategien für ein würdevolles Altern:

Bleiben Sie körperlich aktiv: Regelmäßige Bewegung ist wichtig, um die körperliche Gesundheit zu erhalten und altersbedingten Gesundheitsproblemen wie Osteoporose, Herzerkrankungen und Schlaganfall vorzubeugen. Wenn Sie Aktivitäten wie Gehen, Yoga oder Schwimmen in Ihren Alltag integrieren, bleiben Sie aktiv und mobil.

Achten Sie auf eine gesunde Ernährung: Eine gesunde Ernährung, die reich an Obst, Gemüse, Vollkornprodukten und magerem Eiweiß ist, kann Ihnen dabei helfen, ein gesundes Gewicht zu halten, das Risiko chronischer Krankheiten zu verringern und die allgemeine Gesundheit zu verbessern.

Bleiben Sie sozial verbunden: Soziale Verbindungen sind wichtig für das geistige und emotionale Wohlbefinden, insbesondere wenn wir älter werden. Die Pflege von Beziehungen zu Familie, Freunden und der Gemeinschaft kann dazu beitragen, Einsamkeit und Depressionen vorzubeugen.

Üben Sie Techniken zur Stressbewältigung: Stressbewältigung ist wichtig für die allgemeine Gesundheit, insbesondere wenn wir älter werden. Techniken wie Meditation, tiefes Atmen und Yoga können helfen, Stress abzubauen und das emotionale Wohlbefinden zu verbessern.

Genug Schlaf bekommen: Guter Schlaf ist wichtig für die körperliche und geistige Gesundheit. Mit zunehmendem Alter wird es möglicherweise schwieriger, gut zu schlafen, aber die Beibehaltung guter Schlafgewohnheiten kann zur Verbesserung der Schlafqualität beitragen.

Akzeptiere dein Alter: Das Akzeptieren und Annehmen der mit dem Alter einhergehenden Veränderungen kann dazu beitragen, das

Selbstwertgefühl und das allgemeine Wohlbefinden zu verbessern. Es ist wichtig, sich auf die positiven Aspekte des Alterns zu konzentrieren und die Weisheit und Erfahrung zu würdigen, die damit einhergehen.

Beteiligen Sie sich am lebenslangen Lernen: Die Teilnahme an neuen Aktivitäten und das Erlernen neuer Fähigkeiten kann dazu beitragen, den Geist scharf zu halten und einem kognitiven Verfall vorzubeugen. Hobbys nachzugehen, Unterricht zu nehmen und zu lesen sind alles gute Möglichkeiten, intellektuell engagiert zu bleiben.

Um in Würde zu altern, müssen Sie sich um Ihre körperliche, geistige und emotionale Gesundheit kümmern und die Veränderungen annehmen, die mit dem Alter einhergehen. Körperlich aktiv bleiben, sich gesund ernähren, sozial vernetzt bleiben, Techniken zur Stressbewältigung anwenden, ausreichend schlafen, sich auf das Alter einstellen und lebenslanges Lernen betreiben – all das sind Strategien für ein würdevolles Altern. Indem Sie diese Strategien in Ihr Leben integrieren, können Sie mit zunehmendem Alter Ihre allgemeine Gesundheit und Ihr Wohlbefinden verbessern.

Den Alterungsprozess annehmen und einen Sinn im Leben finden

Wenn wir älter werden, kann es leicht passieren, dass wir uns auf die negativen Aspekte des Älterwerdens konzentrieren, wie z. B. eine sich verschlechternde Gesundheit, den Verlust der Unabhängigkeit und Veränderungen im Aussehen. Es ist jedoch wichtig zu bedenken, dass das Altern auch viele positive Erfahrungen und Chancen mit sich bringen kann. Tatsächlich berichten viele Menschen, dass sie sich in ihren späteren Jahren glücklicher und erfüllter fühlten als in jungen Jahren.

Ein Schlüssel zum würdevollen Altern besteht darin, den Alterungsprozess anzunehmen und in jedem Alter einen Sinn im Leben zu finden. Dazu kann es gehören, über Ihre Lebenserfahrungen nachzudenken und Wege zu finden, Ihrer Gemeinschaft etwas zurückzugeben, sei es durch ehrenamtliche Arbeit oder die Betreuung jüngerer Generationen. Es kann auch bedeuten, dass Sie Ihren Leidenschaften und Interessen weiterhin nachgehen, auch wenn diese vielleicht anders aussehen als in Ihrer Jugend.

Ein weiterer wichtiger Aspekt des würdevollen Alterns ist die Aufrechterhaltung einer positiven Einstellung und Einstellung. Untersuchungen haben gezeigt, dass Personen mit einer positiven Einstellung zum Altern tendenziell länger leben und bessere körperliche und geistige Gesundheitsergebnisse erzielen als Personen, die das Altern negativ sehen. Dankbarkeit zu kultivieren und sich auf den gegenwärtigen Moment zu konzentrieren, kann auch dazu beitragen, Ihr allgemeines Wohlbefinden und Ihre Lebenszufriedenheit zu steigern.

Körperliche Aktivität und soziale Kontakte sind ebenfalls wichtige Bestandteile eines würdevollen Alterns. Aktiv und engagiert zu bleiben kann dazu beitragen, die körperliche Gesundheit und die kognitiven Funktionen zu erhalten, während soziale Kontakte ein Gefühl der Zielstrebigkeit und Zugehörigkeit vermitteln können. Dies kann die Teilnahme an gemeinschaftlichen Aktivitäten, der Beitritt zu sozialen Gruppen oder einfach das Verbringen von Zeit mit geliebten Menschen umfassen.

Schließlich ist es wichtig zu erkennen, dass das Altern ein natürlicher Teil des Lebens ist, und freundlich zu sich selbst zu sein, während Sie die

Höhen und Tiefen des Alterungsprozesses bewältigen. Dazu kann es gehören, sich die Unterstützung anderer zu holen, sich um sich selbst zu kümmern und sich auf die Dinge im Leben zu konzentrieren, die einem Freude und Erfüllung bringen. Indem Sie die Kunst des Alterns in Würde annehmen, können Sie die vielen Vorteile erleben, die das Älterwerden mit sich bringt, und weiterhin ein sinnvolles und erfülltes Leben führen.

Strategien zur Bewältigung von Verlust und Veränderung

Mit zunehmendem Alter erleben wir unweigerlich eine Reihe von Verlusten und Veränderungen, darunter den Verlust geliebter Menschen, eine Verschlechterung der Gesundheit und Veränderungen in den Lebensumständen. Der Umgang mit diesen Veränderungen kann eine Herausforderung sein, aber es gibt Strategien, die helfen können.

Eine Schlüsselstrategie besteht darin, Resilienz und Anpassungsfähigkeit zu fördern. Dazu gehört die Entwicklung der Fähigkeit, sich von schwierigen Erfahrungen zu erholen und sich an veränderte

Umstände anzupassen. Der Aufbau von Resilienz kann bedeuten, dass Sie sich auf die Dinge im Leben konzentrieren, die Sie kontrollieren können, wie zum Beispiel Ihre Einstellung und Ihr Verhalten, und lernen, die Dinge zu akzeptieren, die Sie nicht kontrollieren können.

Eine weitere wichtige Strategie besteht darin, soziale Unterstützung zu suchen. Dies kann bedeuten, dass man sich an Freunde, Familienmitglieder oder Gemeindegruppen wendet, um emotionale Unterstützung und praktische Hilfe zu erhalten. Dazu kann auch die Suche nach professioneller Beratung oder Therapie gehören, die einen sicheren und unterstützenden Raum bieten kann, um schwierige Emotionen zu verarbeiten und neue Bewältigungsstrategien zu erlernen.

Die Beschäftigung mit sinnvollen Aktivitäten kann auch hilfreich sein, um mit Verlust und Veränderungen umzugehen. Dies kann das Verfolgen von Hobbys oder Interessen, ehrenamtliches Engagement in Ihrer Gemeinde oder die Ausübung kreativer Beschäftigungen umfassen. Diese Aktivitäten können ein Gefühl für Sinn und Zweck vermitteln, was in Zeiten des

Übergangs oder Verlusts besonders wichtig sein kann.

Schließlich ist es wichtig, in Zeiten der Veränderung und des Verlusts auf Ihre körperliche und emotionale Gesundheit zu achten. Dazu können regelmäßige Bewegung, eine gesunde Ernährung und ausreichend Schlaf gehören. Bei Bedarf kann es auch darum gehen, professionelle medizinische Versorgung oder psychologische Unterstützung in Anspruch zu nehmen.

CDer Umgang mit Verlust und Veränderung kann schwierig sein, aber es gibt Strategien, die helfen können. Indem Sie Belastbarkeit und Anpassungsfähigkeit kultivieren, soziale Unterstützung suchen, sich weiterhin sinnvollen Aktivitäten widmen und auf Ihre körperliche und emotionale Gesundheit achten, können Sie die Höhen und Tiefen des Alterungsprozesses mit größerer Leichtigkeit und Anmut meistern.

Die Rolle von Spiritualität und Glauben für ein gutes Altern

Für viele Menschen können Spiritualität und Glaube eine wichtige Rolle für ein gutes Alter spielen. Diese Überzeugungen können ein Gefühl für Sinn und Zweck sowie einen Rahmen für das Verständnis und die Bewältigung der Herausforderungen des Lebens vermitteln.

Untersuchungen legen nahe, dass Personen, die sich aktiv für ihren Glauben oder ihre Spiritualität engagieren, eine Reihe von Vorteilen für die körperliche und geistige Gesundheit erfahren können. Studien haben beispielsweise ergeben, dass religiöse oder spirituelle Personen möglicherweise seltener an Depressionen und Angstzuständen leiden, bessere Bewältigungsfähigkeiten haben und ein größeres Gefühl sozialer Unterstützung haben. Darüber hinaus deuten einige Studien darauf hin, dass religiöse oder spirituelle Praktiken einen positiven Einfluss auf die körperliche Gesundheit wie Blutdruck, Immunfunktion und sogar Langlebigkeit haben können.

Es gibt viele verschiedene Möglichkeiten, Spiritualität und Glauben in das tägliche Leben zu integrieren. Für einige Personen kann dies die Teilnahme an regelmäßigen Gottesdiensten umfassen, während es für andere möglicherweise das persönliche Gebet oder die Meditation bedeutet. Einige finden möglicherweise Trost in spiritueller Literatur oder im Engagement in der Gemeinschaft, während andere es vorziehen, sich von einem religiösen oder spirituellen Führer beraten zu lassen.

Unabhängig von den konkreten Praktiken oder Überzeugungen kann die Entwicklung eines starken Sinns für Spiritualität oder Glauben ein wichtiger Bestandteil für ein gesundes Altern sein. Indem diese Überzeugungen ein Gefühl für Sinn, Bedeutung und Gemeinschaft vermitteln, können sie Einzelpersonen dabei helfen, die Herausforderungen des Alterns mit größerer Widerstandsfähigkeit und Anmut zu meistern. Darüber hinaus deuten Untersuchungen darauf hin, dass sich diese Praktiken positiv auf die körperliche und geistige Gesundheit auswirken können, was sie zu einer wertvollen Ergänzung jeder Alterungsstrategie macht.

Abschluss

Der Bei der Kunst der Langlebigkeit geht es um mehr als nur ein langes Leben – es geht darum, dabei gut zu leben. Durch einen ganzheitlichen Ansatz für Gesundheit und Wohlbefinden kann der Einzelne nicht nur seine Lebenserwartung verlängern, sondern dabei auch seine Lebensqualität verbessern.

Dies kann eine Vielzahl von Strategien umfassen, darunter die Aufrechterhaltung einer gesunden Ernährung, regelmäßige Bewegung, Stress- und Schlafbewältigung sowie die Aufrechterhaltung sozialer Kontakte. Darüber hinaus können die Pflege einer positiven Einstellung, lebenslanges Lernen und die Suche nach Sinn und Zweck zu einem Gefühl des Wohlbefindens und der Erfüllung im Alterungsprozess beitragen.

Während das Altern ganz eigene Herausforderungen und Veränderungen mit sich bringen kann, ist es wichtig, sich daran zu erinnern, dass viele Ressourcen und Strategien zur Verfügung stehen, um diesen Lebensabschnitt mit Anmut und Belastbarkeit zu meistern. Durch einen proaktiven und vielfältigen Ansatz für Gesundheit und

Wohlbefinden können Einzelpersonen bis weit in ihr goldenes Jahr hinein ein langes und erfülltes Leben genießenS.

Eines der wichtigsten Dinge, die ich gelernt habe, ist, dass Altern kein einheitlicher Prozess ist. Die Reise jedes Einzelnen ist einzigartig und wird von einer Vielzahl von Faktoren wie Genetik, Lebensstil, Umwelt und persönlichen Umständen beeinflusst. Unabhängig von diesen individuellen Unterschieden gibt es jedoch allgemeine Grundsätze und Strategien, die zur Förderung von Gesundheit und Langlebigkeit angewendet werden können.

Ich denke, es ist auch wichtig anzuerkennen, dass das Altern eine Vielzahl von Herausforderungen und Veränderungen mit sich bringen kann, von körperlichen Einschränkungen und Gesundheitsproblemen bis hin zu Verlust und Trauer. Mit der richtigen Einstellung und einem proaktiven Ansatz für das Wohlbefinden ist es jedoch möglich, diese Herausforderungen zu meistern und im Alterungsprozess Sinn und Erfüllung zu finden.

www.ingramcontent.com/pod-product-compliance
Lightning Source LLC
Chambersburg PA
CBHW050815250726
48653CB00006B/2240